DIETA VEGANA

Receitas Deliciosas Que Te Farão Saudável E Em Forma

(Deliciosas Receitas Vegan Para Perder Peso)

Marc Ellis

Traduzido por Daniel Heath

Marc Ellis

Dieta Vegana: Receitas Deliciosas Que Te Farão Saudável E Em Forma (Deliciosas Receitas Vegan Para Perder Peso)

ISBN 978-1-989853-04-7

Termos e Condições

De modo nenhum é permitido reproduzir, duplicar ou até mesmo transmitir qualquer parte deste documento em meios eletrônicos ou impressos. A gravação desta publicação é estritamente proibida e qualquer armazenamento deste documento não é permitido, a menos que haja permissão por escrito do editor. Todos os direitos são reservados.

As informações fornecidas neste documento são declaradas verdadeiras e consistentes, na medida em que qualquer responsabilidade, em termos de desatenção ou de outra forma, por qualquer uso ou abuso de quaisquer políticas, processos ou instruções contidas, é de responsabilidade exclusiva e pessoal do leitor destinatário. Sob nenhuma circunstância qualquer, responsabilidade legal ou culpa será imposta ao editor por qualquer reparação, dano ou perda monetária devida às informações aqui contidas, direta ou indiretamente. Os respectivos autores são proprietários de todos os direitos autorais não detidos pelo editor.

Aviso Legal:
Este livro é protegido por direitos autorais. Ele é designado exclusivamente para uso pessoal. Você não pode alterar, distribuir, vender, usar, citar ou parafrasear qualquer parte ou o conteúdo deste ebook sem o consentimento do autor ou proprietário dos direitos autorais. Ações legais poderão ser tomadas caso isso seja violado.

Termos de Responsabilidade:
Observe também que as informações contidas neste documento são apenas para fins educacionais e de entretenimento. Todo esforço foi feito para fornecer informações completas precisas, atualizadas e confiáveis. Nenhuma garantia de qualquer tipo é expressa ou mesmo implícita. Os leitores reconhecem que o autor não está envolvido na prestação de aconselhamento jurídico, financeiro, médico ou profissional.

Ao ler este documento, o leitor concorda que sob nenhuma circunstância somos responsáveis por quaisquer perdas, diretas ou indiretas, que venham a ocorrer como resultado do uso de informações contidas neste documento, incluindo, mas não limitado a, erros, omissões, ou imprecisões.

Índice

Parte 1 1

Introdução 2

Capítulo 1: Uma História Vegana Breve 3

Nosso Meio Ambiente 6
Nossa Mente & Corpo 9
Saúde Geral 13

Capítulo 2: A Dieta Central Para Veganos 18

Ingredientes Práticos 18
Dietas Saudáveis 18
Smoothies 23
Sanduíches 25
Saladas 29
Legumes Grelhados 30
Vegetais Salteados 31

Capítulo 3: Receitas Para Iniciantes 33

Receitas Práticas De Sanduíche 33
Receita Prática De Salteado 35

Capítulo 4: Grupos De Alimentos 39

Carboidratos 40
Proteínas 41
Gordura 41
Vitamina A 43
Vitamina C 43
Vitamina B1 44
Vitamina B2 45
Niacina 46
Magnésio 46
Zinco 47

Capítulo 5: Cores Da Fazenda 49

Capítulo 6: Provando A Nutrição 51

Capítulo 7: Perda De Peso E Dietas 54

PERDA DE PESO 57
ENERGIA E CALORIAS 57
JÁ PASSOU POR ISSO ANTES? 61
ENTÃO, COMO VOCÊ CONSERTA ISSO? 62

Conclusão 63

Parte 2 64

Introdução 65

Muffins De Cenoura De Maçã 66

Panquecas De Abóbora 68

Farinha De Aveia 70

Panquecas De Maçã 71

Rabanada Vegana 73

Café Da Manhã Vegano Simples {2} {/2} 75

Quadrados De Flocos De Aveia Para O Café Da Manhã 78

Panquecas Veganas Práticas 79

Picadinho Picante Vegano De Café Da Manhã 80

Muffins De Mirtilo Com Banana 82

Panquecas De Mirtilo 84

Muffins De Milho Vegan 86

Pão De Abóbora 88

Waffles Veganos 90

Panquecas De Batata Veganas 92

Crepes Veganos 94

Mingau De Aveia Com Banana 96

Cuscuz De Café Da Manhã 97

Muffins De Banana E Abobrinha 98

Muffins De Maçã 101

Panquecas De Chocolate E Abobrinha 103

Farinha De Aveia De Damasco E Coco 105

Café Da Manhã Granola 106

Muffins De Noz De Abobrinha 108

Bolinhos De Café Da Manhã Com Passas E Canela 111

Caçarola De Café Da Manhã De Tofu 112

Muffins De Banana 114

Panquecas De Canela Veganas Com Trigo Integral 116

Cuscuz De Café Da Manhã Picante 118

Parte 1

Introdução

Eu gostaria de aproveitar para dizer obrigado e parabéns por fazer o download do livro, "O Plano de Dieta Vegana Definitivo para Saúde, Energia e Perda de Peso!"

Dentro deste livro você vai descobrir como todos os benefícios de uma dieta vegana se refere a sua saúde, níveis de energia e perda de peso. Você também terá planos completos de refeição vegana para o dia inteiro.

Isenção de responsabilidade: este livro foi escrito apenas para fins informativos e não se destina a substituir as prescrições e conselhos de um médico.

Obrigado novamente por baixar este livro, espero que gostem!

Capítulo 1: Uma História Vegana Breve

Ser vegetariano remonta às mais antigas Civilizações do Vale do Indo. Intuitivamente pode até parecer mais do que isso, mas não muito registro existe que pode fundamentar a noção ou o conceito. Evitar carne surgiu por muitas razões, incluindo religiosa, bem como observações de benefícios para a saúde. Cinco mil anos mais tarde, em algum lugar em meados do século 19 um termo foi cunhado para identificar um grupo de praticantes que se abstiveram do consumo de carne. Eles eram, e ainda são, chamados vegetarianos.

O vegetarianismo era mais propriamente um termo abrangente que permaneceu até meados do século 20, quando um britânico chamado Donald Watson decidiu aperfeiçoar a manifestação física do vegetarianismo com um imperativo mais moral, levando em conta os direitos dos animais. Ele percebeu as relações públicas e ramificações de marketing de não diferenciar as implicações e começou a derivar um novo nome e chegou ao termo 'Vegan' (vegano). Era apenas a palavra vegetariana que foi encurtada para incluir apenas o início e o fim – um gesto simbólico de Watson. Ele então passou a estabelecer A Sociedade Vegana, que permanece até hoje.

O termo Vegan, tão comum como é hoje, não era tão proeminente logo quando Watson inventou. Na verdade, ele abriu ao público para chegar a um nome. Por fim, o nome foi estabelecido e a vida seguiu em frente, mas a controvérsia continuou. As pessoas simplesmente não compreendiam a ideia por trás das novas diferenciações. O veganismo não era vegetarianismo; era muito mais do que isso. Não era apenas sobre abster-se de carne, era uma questão de não fazer mal a animais e a vantagem de proteger o meio ambiente.

O fato de que você pretende fazer parte de, ou está pensando sobre o veganismo diz três coisas. Primeiro, você se preocupa com o que você coloca dentro de você. Em segundo lugar, você se preocupa com a forma como os animais são tratados; e

terceiro, você se preocupa com o planeta
e o meio ambiente como um todo.

Nosso Meio Ambiente

O termo tem sido utilizado aos montes, e da mesma forma que uma palavra perde todo o significado depois de dizê-la repetidamente, o termo Meio Ambiente ficou desgastado com o uso excessivo. Mas há uma correlação significativa entre a prevalência e o veganismo e a saúde do ambiente. Se você entende o círculo de energia, sabe que toda a energia vem do sol. Plantas extraem esta energia diretamente e quando comemos plantas (vegetais) obtemos a energia, em apenas uma etapa.

Em vez disso, ao escolher a carne é o animal que precisa consumir a vegetação (capim, por exemplo), então os seres humanos, por sua vez, ingerem-nos. Este é um processo de duas etapas. Conforme você sobe na cadeia alimentar, você essencialmente fica mais longe da fonte de energia. Isso é menos eficaz.

Mais um problema entra no ciclo de ingestão de calorias também. Com cada camada que é introduzida há uma possibilidade mais elevada e um nível mais alto de contaminação que entra no corpo. Isso está acima e além da questão do colesterol e da gordura. Tome, por exemplo, o mercúrio no bacalhau. A contaminação por mercúrio no bacalhau não vem do sol, vem de hábitos alimentares do bacalhau e características do habitat.

Em seguida, naturalmente, vem a questão com que muitas pessoas estão familiarizadas. A questão que está sempre discutida em público, que é a relação entre a ingestão nos níveis mais baixos da cadeia. Quando você come carne, há muito desperdício em termos dos ossos, a pele e todas as outras partes não comestíveis. Uma vaca, por exemplo, requer 5 quilos de grãos apenas para gerar um quilo de carne. E além disso, existem gases de efeito estufa também, e você começa a ver que a utilidade de devorar uma vaca começa a fazer menos sentido. O metano que cada vaca produz varia. Mas pode-se estimar que, em média, cada vaca libera 65 quilos de metano só em flatulência, a cada ano. Isso não inclui o metano que é liberado a partir do esterco. Então você compreende a situação, comer animais de fazenda não é saudável para você e causa um efeito no planeta.

Nossa Mente & Corpo

Se isso ainda não despertou sua atenção, vamos tentar mais uma questão. Comer um animal é ruim o suficiente em tantos níveis como eu mencionei acima. Mas agora veja a questão de matar o animal ou criá-los de formas desumanas. Você já viu como as galinhas são criadas? Você já viu como as vacas são separadas dos seus bezerros para que nós possamos obter o leite, em vez deles? Você sabe por que vitela é principalmente de bezerros machos? As razões para tudo isso vai te chocar.

A pecuária, a pesca e a reprodução de animais destroem grandes áreas de terra e também ecossistemas oceânicos. O ambiente artificial onde os peixes são criados é incapaz de lidar natural e eficazmente com doenças que se espalham em ambientes fechados. Para contrariar esta situação, grandes quantidades de antibióticos e medicamentos são adicionadas à água e, por vezes, até mesmo os animais são geneticamente modificados para uma ou outra coisa. A prevalência de comer carne foi tão longe que os criadores e cientistas agrícolas agora mexem com a genética de modo que o gado cresça mais rápido e maior.

Mas pressionar estas questões pode apenas parecer um pouco extremo, portanto, para isso, vamos apenas olhar para um aspecto do veganismo, que é o funcionamento saudável do corpo e a clareza da mente que vem de consumir alimentos que não estão contaminados, química e moralmente.

De uma perspectiva moral, o mundo, e por mundo quero dizer seres humanos, precisa de um momento de pausa para observar a devastação causada pela pura incredulidade de nossa espécie, causando danos à raça humana e ao ecossistema como um todo.

Nós, como espécie, precisamos perceber que estamos todos interligados, seja a cobertura verde exuberante sobre a Amazônia, as areias do Saara, da Antártida no porão da Terra aos ursos polares no norte, e das bactérias nas profundezas do nosso intestino às algas no mar, todos nós estamos sinfônica e simbioticamente ligados de uma forma muito real. Dano a qualquer grupo, desequilíbrio para alguns, ou a extinção de um, ecoa através da vida e nos alcança de verdade. Disso, não há dúvida, e nenhum equívoco. Para cuidar de nós mesmos, temos de cuidar deles também.

Uma maneira plausível de abordar isso é a adoção do veganismo. Ao viver do modo vegano, não só chegamos mais perto da fonte de energia necessária, reduzimos os contaminantes que entram em nossos corpos. Falando em contaminantes, pense nisso desta maneira. Com a usina nuclear de Fukushima bombeando milhares de litros de água contaminada para o oceano, os peixes na área circundante se tornam contaminados. Enquanto o peixe pode ser uma maneira de obter nutrientes e calorias, é também uma forma de introduzir contaminantes radioativos para o nosso sistema. Isso é apenas um exemplo. E as granjas então que injetam tudo em pintinhos, desde antidepressivos até antibióticos e hormônios de crescimento. Traços disso entram no nosso corpo e começam a interagir com a nossa mente, corpo e bem-estar geral. Uma maneira de levar uma vida feliz, é levar uma que seja saudável.

Saúde Geral

É um fato verificável que na condição global de hoje, quanto mais produtos de origem animal e derivados comemos, menos saudáveis ficamos. Há risco significativo de doença cardíaca e aparecimento precoce de parada cardíaca. Chances de níveis elevados de colesterol aumentam significativamente e diretamente com a frequência, quantidade e qualidade da carne que é consumida. Foi até mesmo sugerido algumas formas de carne e da forma que eles são preparados poderia ser cancerígeno.

Se você for analisar o leite, muitas pessoas são intolerantes à lactose. Se você entender que as vacas têm um sistema muito robusto, e que é muito diferente do nosso, você vai perceber que o leite de vaca não é inteiramente adequado para o consumo humano. Não é que uma pessoa seja fraca, é que não somos bovinos quadrúpedes. Somos hominídeos bípedes. O que nos faz pensar que devemos beber leite de vaca? Muito menos torturar uma vaca e seu bezerro para obter esse leite, em seguida, torturar-nos com um produto cuja biodisponibilidade do cálcio é tão baixo que o que estamos ingerindo mesmo é gordura, açúcar e água do leite.

Os ovos são um outro problema por completo. Ovos crus apresentam o risco de salmonelas, para não mencionar os altos níveis de colesterol. A lista continua, mas, felizmente, alguns dias de abstinência e você vai ver instantaneamente os benefícios de livrar seu corpo da maioria dos efeitos.

O problema com a carne, ovos, leite e todos os outros produtos à base de carne é que eles são insidiosos. Você não vê os problemas que eles causam conforme acontece. As mudanças incrementais são quase imperceptíveis e, no final, eles atacam quando a situação ultrapassou os limites. Mas nesse ponto é tarde demais.

Existem alguns problemas com a dieta típica vegana. Você precisa tomar medidas ao incluir isso em sua rotina. É como qualquer dieta, é preciso equilibrá-lo de alguma forma para a ingestão de vitaminas e minerais essenciais. Se você tivesse acesso adequado a toda a gama de dietas que não incluem animais, então isso não seria um grande problema. No entanto, normalmente, uma vez que o conjunto completo nem sempre está disponível, cuidado com as seguintes deficiências que podem surgir.

Vamos começar com cálcio. A maioria das pessoas com dietas de origem animal acham que eles obtêm o suficiente do leite. Mas isso não é inteiramente verdade. A biodisponibilidade de cálcio no leite é baixa, em comparação com a soja. Beba mais leite de soja. O cálcio não está contido na maioria das verduras e leguminosas, mas é abundante em soja. Certifique-se de que seja algo em sua dieta diária. Outra opção é ter um suplemento de cálcio.

Outro mineral que é essencial para o corpo, que se encontra em quantidades baixas em dietas veganas, é o iodo. Baixo nível de iodo resulta em bócio. Se você não obtém iodo do leite, vai ser um desafio obtê-lo a partir de outra fonte a menos que você tenha o hábito de adicionar algas à sua dieta. Existem comprimidos de iodo que você pode tomar ou você pode adicionar sal iodado à sua dieta. Mas algas é melhor.

Outro mineral que é uma forte exigência é o ferro. Muitos alimentos veganos incluindo folhas verdes e certos tipos de feijão são abundantes em ferro. No entanto, há também uma série de alimentos da dieta que bloqueiam a absorção de ferro. Isto é de especial preocupação para as mulheres. A menstruação requer que o ferro seja reabastecido no sistema, e grandes quantidades de ferro são necessários para isso todos os meses. Certos alimentos tendem a bloquear a absorção de ferro e isso complica as coisas. O chá preto bloqueia a ingestão de ferro em muitas pessoas. Esteja ciente destes alimentos se você não está ingerindo o suficiente de ferro ou quando for essa época do mês.

Pelo fato de o Ômega-3 ser encontrado principalmente no óleo de peixe, tal como salmão, as dietas veganas são seriamente afetadas por isso. Para os veganos a melhor maneira de corrigir isso é adicionar nozes em suas dietas.

O maior problema de todos é a vitamina B-12. O nível de B-12 disponível em pratos veganos versus o que você precisa é severamente um problema. A melhor maneira de conseguir isso é começar a tomar suplemento. As deficiências de vitamina B12 são insidiosas e presente de maneiras diferentes para pessoas diferentes. Pode apresentar-se como anemia em mulheres na pré-menopausa, por causa da falta de sua capacidade de absorver o ferro, ou pode se apresentar como pressão arterial baixa para os homens que bebem muito chá. De qualquer forma, erradicar a deficiência de vitamina B12 nem sempre é uma coisa fácil. O melhor é entrar na suplementação de imediato.

Capítulo 2: A Dieta Central para Veganos

Ingredientes Práticos

Você vai precisar de tofu, algas, pão, vegetais frescos, azeite, nozes, vinagre balsâmico, batatas, alho, sal e pimenta. Claro que você pode carregar sua despensa com muito mais do que isso, mas isso faz com que você comece com os sanduíches feitos em casa mais básicos. Se você olhar para o Capítulo 8, há uma lista para sua lista de compras. Ela serve apenas para você começar.

Dietas Saudáveis

Para entrar numa dieta saudável e aumentar a sua saúde interior e exterior, bem como reforçar a sua energia e perder peso ao mesmo tempo, você tem que saber quais os alimentos que estão à sua disposição. Você já viu a lista no último capítulo das possíveis deficiências que podem surgir e agora você precisa saber como pode ter tudo que precisa em um mundo que fornece alimentos processados que estão repletos de subprodutos de origem animal.

A chave para progredir e se firmar nisso é alinhar sua infraestrutura e sintonizar seus hábitos. A primeira coisa a fazer é obter uma série de ideias para refeições diárias. Um dos maiores obstáculos para uma alimentação saudável e ser vegano é estar despreparado. Quando alguém não está preparado é fácil cair de volta nas refeições amplamente disponíveis, como de uma lanchonete fast food.

Para este fim, eu organizei os alimentos em categorias que vão ajudar você a começar no caminho certo o mais rápido possível e ficar nele.

O primeiro grupo de itens de fácil preparo são deliciosos e saudáveis. Estes são smoothies que você pode fazer para um rápido café da manhã, ou algo para te levantar quando você está com pouca energia. Smoothies de frutas são uma boa maneira de obter calorias na correria e uma maneira de elevar o açúcar no sangue lentamente. Certifique-se de vigiar seu índice glicêmico também.

Se você gosta de chocolate, isso é bom, você é mais que bem-vinda(o) para pegar o chocolate escuro e misturá-lo em suas receitas. Existem versões veganas onde não há leite na preparação.

O segundo conjunto de alimentos que você precisará são os sólidos. Esta é sua chance de se carregar com pães e carboidratos. A seção de sanduíches é uma ótima maneira de ter uma refeição satisfatória que mantém sua barriga saudável sem convidar hábitos pobres e sem o efeito colateral de inchaço e de se sentir cheia(o). Sanduíches te ajudam a manter seus músculos da mastigação ativos e ao fazer isso ele ajuda a elevar as secreções do fígado. A mastigação é um hábito que muitas pessoas dão como garantido, no entanto, ao aumentar a sua mastigação, isso pulveriza sua comida e permite uma melhor distribuição de suas enzimas digestivas. Ela também permite que o seu fígado funcione melhor. Tudo isso a partir de um sanduíche!

Além do sanduíche, há a salada. Esse é o grupo óbvio. Mas eu tenho algumas saladas que vão redefinir o seu mundo de saladas. A maioria das saladas são ótimas, basta lembrar como escolher o seu molho. Alguns têm ovos, outros têm creme de leite.

Até agora, nada muito complicado, você não precisa nem mesmo acender o fogão. Mas há mais coisas na vida. Vou olhar os salteados. Pessoalmente os legumes, especialmente os orgânicos, precisam de uma boa lavagem, mas eles não precisam ser cozidos demais. Quando mais suaves são cozidos ou assados, mais das enzimas e aminoácidos permanecem intactos.

Então, finalmente, há os vegetais que você pode grelhar, fazer churrasco e assar. Estes são os vegetais resistentes que precisam de um pouco mais de trabalho e vão muito bem com quase tudo que você possa imaginar. Eu gosto de misturá-los muito também. Por exemplo, os sanduíches que mencionei anteriormente, bem, eu os recheio com salteados, às vezes, ou com legumes grelhados também e tomo um smoothie para ajudar a descer.

Está bem, agora vamos começar a trabalhar nisso.

Smoothies

Smoothies são as coisas mais fáceis do mundo. Apenas lembre-se de não usar leite. Sempre que eu quero deixar o meu cremoso, eu adiciono bananas – até onde eu sei, esse é o ingrediente secreto para um bom smoothie. Levo menos de quatro minutos para preparar um smoothie. A grande questão sobre um smoothie é que ele pode ser feito com um número de diferentes de bases. Uso leite de soja, leite de amêndoa, leite de castanha de caju e leite de arroz, um desses.

Preparo todo o leite em casa, mas você pode facilmente comprá-los na loja. Se você quiser fazê-lo em casa, basta fazer um lote e colocá-los na geladeira. O leite vai durar bem no refrigerador pelo menos uma semana. Eu uso sementes/nozes orgânicas e os demolho. Depois de terem ficado de molho, eu coloco-as no liquidificador e bato-as por alguns minutos. Coo a mistura resultante e separo o líquido dos sólidos. Só para ter certeza, eu fervo o leite e coloco na geladeira. Reservo os sólidos na peneira para usar em biscoitos e bolos, e até mesmo pão. Todos os tipos diferentes de leite são feitos exatamente da mesma maneira.

Quando eu faço o smoothie, eu só pego o leite que tenho e adiciono várias frutas à mistura. Se você gosta dele frio e não quer adicionar gelo, guarde um cacho de uvas no congelador. Quando elas congelam, ficamo como pequenos cubos de gelo com sabor de uva que se misturam muito bem. Se você quiser torná-lo cremoso, adicione bananas maduras à mistura. Uma vez feito isso, o smoothie é um ótimo meio para incluir algumas coisas que você precisa de uma perspectiva nutricional. Por exemplo, você pode bater nozes ou até mesmo pode adicionar xarope de bordo para adoçar, ou semente de linhaça para o seu Ômega-3. Eu até mesmo bati brotos de alfafa, e fica ótimo.

Sanduíches

Para ter uma boa refeição à mesa, sanduíches são uma ótima maneira de abastecer uma série de essenciais diários. Eu faço meu próprio pão, mas isso não significa que você tenha que fazê-lo também. Existem vários tipos diferentes de pães que se adéquam à situação. Eu faço o meu com apenas massa lêveda, sem fermento e eu tenho aperfeiçoado tanto que o pão tem seu próprio sabor característico. Eu não usar uma máquina de fazer pão, só porque o programa que executa o aparelho está definido para receitas comerciais.

O meu é bastante fácil. Deixo um copo de farinha de espelta em dois copos de água, coberto em um espaço aquecido. Em dois dias ele vai azedar e formar bolhas. Pego isso e faço o meu primeiro lote de massa. Deixo a massa crescer. Então eu tiro um punhado, e deixo na geladeira. Essa é a minha massa mãe. Eu pego o resto da massa, adiciono açúcar e um pouco de sal e sovo-a suavemente. Eu deixo ela crescer e depois asso. Os primeiros lotes não são fantásticos, mas aceitáveis. Mas depois disso, a massa mãe começa a tomar sabor. O pão começa a amadurecer em seu sabor. Não há fermento e nem leite. Só farinha, sal, açúcar. Agora o que eu também faço é colocar os resíduos de amêndoa, soja ou castanha de caju de quando eu faço o meu leite. Isso deixa o pão denso e mais saboroso. Nada é desperdiçado também.

Com o pão resolvido, a maior parte da minha refeição está pronta. Também é fácil de adquirir pão vegano nas lojas. Mas o meu pão dura alguns dias e eu estou no controle sobre o que vai nele. Eu não uso manteiga já que é um produto lácteo, mas em vez disso, uso manteiga de amendoim feita em casa e manteiga de castanha de caju, também feita em casa.

Além disso, eu tenho brotos que crescem na cozinha. Os brotos são ricos em... bem, tudo. Eles são superalimentos e eu os cultivo com pouco ou nenhum esforço. Você pode até mesmo colocá-los em smoothies, se você gosta de um pouco de sabor verde, mas eles conseguem substituir muitos dos nutrientes que de outra forma teriam de vir de suplementos. Os brotos são fáceis de cultivar. Você pode cultivá-los em lotes e pode ser realizado em brotadores especialmente projetados que você pode adquirir na loja, ou você pode simplesmente fazê-lo em uma tigela em casa. Não há necessidade de solo ou qualquer outro meio de crescimento, ou fertilizantes para essa situação. Tudo que você tem a fazer é comprar sementes que germinam, e demolhá-las. Certifique-se de descartar a água diariamente, ou melhor ainda, duas vezes por dia. Enxágue os brotos e coloque-os de volta na água fresca. Você apenas tem que fazer isso durante cinco a seis dias. No segundo dia você terá brotos e até o quinto dia eles estão grandes o suficiente para você comer.

Voltando aos sanduíches. Os brotos são uma grande cobertura para sanduíches de vegetais, especialmente brotos de alfafa, que podem ser comidos crus. Rissóis de soja fritos, grelhados, cozidos no vapor são um ótimo recheio, assim como as folhas de algas secas. Sanduíches simples e caseiros de manteiga de amendoim também são bons. No Capítulo 3, existem alguns sanduíches veganos que eu mesma fiz. Simples, saudáveis e deliciosos. É só para você começar. Há muito que você pode fazer, basta ser criativa(o).

Existem quatro coisas que todo sanduíche necessita – o pão, o recheio, os condimentos e o molho. Contanto que você tenha esses ingredientes que se enquadram em uma de cada destas categorias, o seu sanduíche vai sair bem. Para isso acontecer aqui está uma lista de coisas que você vai precisar para manter em estoque em sua despensa e geladeira.

Saladas

Para fazer uma boa salada, você precisa pensar fora da tigela (caixa.) A salada não é um mero prato de vegetais, é um congresso diversificado de representantes de todos aqueles brotos, turiões, rebentos, sementes e flores. É um arco-íris de cores e uma mistura de sabores. Não caia na ideia de colocar apenas o que você gosta, brinque com as cores e as texturas.

Saladas podem ser qualquer coisa a partir de sementes, a brotos, raízes, caules, folhas e frutos. Todo o ciclo de vida de uma planta é representado em uma salada e por isso são os sabores básicos que despertam a sua língua. E não para por aí, adicione coisas para agradar seu olfato também. Coloque tudo isso junto e veja a sua salada tomar vida.

Saladas requerem variedade, então ponha tudo dentro e deixem-nas coloridas. Adicione suco de uva, ou suco de laranja em suas saladas.

Legumes Grelhados

Como o nome indica, este é um processo simples. Basta grelhar os vegetais numa frigideira quente. Há uma série de maneiras que você pode fazer isso. Pessoalmente, eu não gosto de usar óleo de cozinha e desde que eu não utilizo manteiga nem manteiga clarificada, eu cuido de mim mesma quando se trata de cozinhar ou fritar. Então aqui está como eu lido com isso – eu faço meu próprio óleo de cozinha.

A propósito, os óleos de cozinha que vêm da loja são extremamente insalubres e assim eu faço o meu próprio. É simples.

Se você gosta de óleo de amendoim, o processo é simples. Basta pegar uma xícara de amendoim e adicionar duas colheres de sopa de água. Coloque-o no liquidificador e deixe-o bater até que a coisa toda vire uma pasta. Retire-o e coloque-o na geladeira. Em 24 horas, o óleo flutuará à superfície. Separe o óleo da mistura de amendoim. Você pode usar os amendoins moídos em bolos e pães. O óleo, você pode usar para fritar rapidamente e grelhar.

Você pode fazer o mesmo se você quiser óleo de castanha de caju ou mesmo óleo de coco.

Mantenha o óleo na geladeira porque ele é puro, e absolutamente não tem conservantes, eles vão estragar se você deixá-los fora.

Quanto a grelhar os vegetais, pincele-os com óleo e polvilhe o sal marinha. A partir daqui há duas escolas de pensamento. Você pode pegar uma grade quente e cauterizar o vegetal, ou você pode ir mais tranquilo e lentamente cozinhá-los. Eu faço as duas coisas, dependendo do meu ânimo de fazer um ou outro. Às vezes eu mesma exponho-os numa grelha quente, sem nenhum óleo, em seguida, rego óleo sobre eles depois que eles estão num prato. É fácil, tanto de um jeito como de outro.

Vegetais Salteados

Os salteados são uma maneira fantástica de causar uma impressão com uma data ou apenas se você estiver com vontade de ter um monte de chiado na cozinha. É também uma ótima maneira de adicionar um gênero diferente de sabores para as saladas na seção anterior. Tudo o que você pode fazer por uma salada, você pode fazer em seus salteados, só que agora você pode adicionar tudo, de cogumelos a brócolis. Há uma receita de salteado no próximo capítulo.

Capítulo 3: Receitas para Iniciantes

Receitas Práticas de Sanduíche
Hambúrguer de Tofu
Tofu grelhado
Cebolas caramelizadas
Pão de amêndoas moídas, em fatias
Folhas de algas
Sanduíche de Vegetais Assados
Berinjela assada
Abobrinha assada
Cogumelos assados
Tomates grelhados
(Adicione manjericão, pimenta olho de pássaro tailandesa e amendoim moído, se você quiser dar-lhe um sabor tailandês)
Brotos de sua escolha
Pão de soja
Regados com azeite de oliva extra virgem e vinagre balsâmico
Detox especial
Brócolis, branqueado e picado
Páprica
Alho fresco, esmagado
Sal marinho
Misture tudo e acrescente uvas cortadas

Adaptação do BLT (bacon, alface, tomate)
Bacon crocante de tempeh
Fatias de abacate marinadas em vinagre balsâmico
Alface e fatias de maçã
Brotos
Fatias de tomate-cereja
Torrada de espelta (ou qualquer torrada que você preferir)
Hambúrguer de Cogumelos
Cogumelos Portobello grelhados
Cebolas caramelizadas
Sal marinho
Pimentas vermelhas assadas
Manjericão
Pão
Delícia Fatiada
Pepinos fatiados
Tomates fatiados
Cebola roxa fatiada
Mamão fatiado
Maçãs fatiadas
Brotos
Sal e Pimenta
Vinagre de maçã
Pão de levedura

Receita Prática de Salteado
Salteado de Tofu Com Brócolis

Para Preparar o Tofu

40 g de tofu firme, cortado em cubos
1 colher de chá de molho inglês
1½ vinagre balsâmico

Para preparar o molho

1/3 xícara de molho inglês
1/2 xícara de óleo de coco caseiro
1/4 – 1/3 xícara de água
3 – 3 1/2 colher de sopa de xarope de bordo puro
1 – 1 ½ colher de sopa de suco de limão espremido na hora
1 colher de chá de melaço
6 grandes dentes de alho, picados
2,5 cm de gengibre novo, ralado na hora

Mistura para Salteado

½ – 1 colher de sopa de óleo de coco caseiro
5 xícaras de brócolis, cortadas em florezinhas e caules, aparadas, e fatiadas em bastões
3 pitadas de sal marinho ou sal do Himalaia
1 colher de sopa de água

1 xícara de pimentões vermelho, amarelo, laranja, fatiados
½ – ¾ xícara de castanha de caju crua
1/2 xícara de cebolinha fatiada

Existem alguns passos para esta receita. Você precisa fazer o tofu chiar no fogo, então lave-o uma vez que você tirá-lo da sua embalagem, em seguida, deixe-o escorrendo até secar para que não espirre quando entrar em contato com o óleo quente. Despeje o óleo de coco em uma frigideira ou um wok e aqueça-o até que ele comece a borbulhar. Uma boa maneira de saber se ele está pronto é jogar em uma fatia de gengibre ralado e se ele chiar, está no ponto. Retire o gengibre, senão vai queimar. Descarte-o ou coloque-o com outro gengibre para uso posterior.

Uma vez que o óleo estiver quente, coloque os cubos de tofu no óleo quente e permita que ele se espalhe uniformemente em toda a frigideira. Fique virando-o para que não fique grudado no fundo e assim cozinhe em vez de queimar. Se você o fizer rápido, e com um pouco de prática você vai conseguir, a fritura leva apenas alguns minutos. Uma vez que o tofu fique crocante por fora e na coloração marrom, remova-o da frigideira e deixe esfriar por perto.

Volte a frigideira para o fogo e acrescente óleo de amendoim, que vai aquecer mais rápido desta vez. Refogue o alho picado e o gengibre ralado. Se você quiser refogar o gengibre picado primeiro, então remova-o, você pode usá-lo como um enfeite mais tarde. Frite o alho, em seguida, adicione a água. Antes da água ferver adicione o molho inglês e o melaço. Deixe ferver, isso deve engrossar. Adicione o suco de limão nisso e retire-o do fogo.

Coloque o molho em uma tigela. Volte a frigideira ao fogo e adicione o último lote de óleo de coco. Aqueça-o, então jogue dentro as hastes de brócolis primeiro (elas levam mais tempo para cozinhar), seguido pelas florezinhas, os pimentões e as cebolas fatiadas. Uma vez que estejam tudo misturado, acrescente água e cubra por cerca de 30 segundos. Permita que a água evapore e adicione o tofu frito aos vegetais. Em seguida, adicione o molho.

Mexa tudo, transfira para um prato, em seguida, enfeite o prato com o gengibre frito.

Capítulo 4: Grupos de Alimentos

Agora, eu não tenho nenhuma intenção de transformar este livro em um livro de receitas. Você realmente não precisa delas nos dias de hoje. Basta dar um pulinho na internet e você pode encontrar as melhores receitas e ideias para alimentos. No entanto, há uma coisa que eu quero destacar sobre todas essas receitas e minha filosofia sobre alimentos. O alimento é uma oportunidade para energizar o corpo, aguçar a mente e enriquecer a alma. Se a evolução tivesse requerido que nós apenas ganhássemos energia para o sustento diário, então teríamos uma maneira de absorver a luz solar direta. Em vez disso, temos opções. Então, precisamos fazer uso disso.

A primeira coisa sobre o veganismo é que estamos reconhecendo que tudo tem vida e que temos um imperativo moral de fazer o certo por tudo o que vive. Alguém certa vez declarou que o nosso corpo é um templo e, de fato, deve ser tomado dessa forma. Os alimentos cárneos estes dias têm sido poluídos e eles são, para todos os efeitos, tóxicos, na minha opinião.

Ao sermos veganos, temos a oportunidade de tratar direito dos nossos corpos e fazemos isso por estarmos conscientes do que o corpo necessita para funcionar otimamente. Aqui está um guia simples de nutrientes e o que precisamos para realizar nossa melhor performance.

Carboidratos

A maior parte do nosso consumo consiste em hidratos de carbono. É a principal fonte de energia. O corpo recebe os carboidratos que ingerimos, divide-os em açúcares e alimenta nossas células que os utilizam como energia. Os carboidratos estão para os seres humanos, o que a luz solar e o dióxido de carbono estão para as plantas. Para os veganos, carboidratos podem ser encontrados em várias categorias de alimentos. Há um monte de carboidratos saudáveis em frutas e verduras, cereais integrais e leguminosas. Tanto quanto possível, comer qualquer um desses na opção integral é melhor para você do que obter a versão processada.

Proteínas

As proteínas estão normalmente associadas com produtos cárneos e isso é geralmente uma preocupação para os veganos. Mas isso não passa de um mito. Há uma abundância de proteínas no mundo vegano e sem ficar muito preso com contagens de proteína, apenas certifique-se que você está recebendo cerca de 0,9 gramas para cada kg de peso corporal. Fontes mais comuns de proteína para veganos incluem pão, amendoim e manteiga de amendoim, soja, tofu, brócolis e lentilhas. No entanto, a minha fonte favorita de proteínas vem de brotos, especialmente brotos de alfafa.

Gordura

Aqui está uma questão controversa. A maioria das pessoas se enrolam quando a gordura é discutida. No entanto, a gordura é um requisito para o corpo. É a forma em que o nosso corpo armazena combustível.

A gordura é um dos mecanismos mais eficientes de armazenamento de combustível, porque ela requer menos energia para se formar, em seguida, se reconverter, permitindo que o corpo armazene energia para uso em um ponto diferente do que é consumido. Não critique a gordura. Há outras razões por que você precisa dela. Há certas vitaminas, essenciais para o seu corpo, que só são solúveis em gordura. Isto significa que, sem gordura, seu corpo não vai obter algumas das vitaminas de que necessita. As vitaminas A, D, E e K são exemplos de vitaminas solúveis em gordura. A gordura é também uma exigência no metabolismo do colesterol. Uma boa fonte de gordura incluem sementes de mostarda, vegetais de folhas verdes, grãos e Spirulina. De todo o grupo, o meu favorito é Spirulina. Spirulina é também uma fonte de vitaminas e proteínas. Ele também tem um alto teor de ferro.

Vitamina A

A vitamina A é uma das vitaminas lipossolúveis que são uma parte importante da capacidade do corpo para funcionar. A deficiência geralmente apresenta sintomas na visão. A questão sobre a vitamina A é que existem inúmeras fontes e elas vêm de produtos de origem animal. No entanto, o corpo pode fazer algum nível de conversão, desde que nós consumamos carotenoides. Um dos carotenoides mais comuns é betacaroteno, encontrado na cenoura e na laranja. Uma boa fonte de carotenoides incluem espinafre, cenoura, damasco, manga e batata-doce.

Vitamina C

A vitamina C é uma vitamina importante que também por acaso é solúvel em água. Isso é uma coisa boa, porque significa duas coisas. Primeiro, é facilmente solúvel e, segundo, é difícil ter overdose dela visto que é liberada com água. A vitamina C ajuda no crescimento e reparação de tecidos, o que é especialmente importante quando você é atingido com uma gripe. Ela ajuda a curar feridas e cicatrizes e também repara ossos e dentes. Para os veganos, geralmente há nenhuma falta desta vitamina como é encontrada em muitas frutas e legumes. Basta lembrar que o calor destrói a vitamina C, por isso tente não cozinhar tudo.

Vitamina B1

Tiamina é uma vitamina muito necessária, mas também aquela que é considerada altamente deficiente em muitas pessoas, incluindo os veganos. A maior parte da tiamina, ou vitamina B1 é destruída na produção e armazenamento de alimento nos dias atuais. Uma boa fonte de vitamina B1 são os aspargos, que se você puder, deveria cultivar em seu jardim. Tiamina ajuda a converter carboidratos em energia. Uma redução na tiamina significa a redução na maneira que metabolizamos carboidratos levando a níveis de energia mais baixos e maior ganho de peso. Boas fontes além espargos incluem amendoim e feijão.

Vitamina B2

Riboflavina, como é vulgarmente conhecida, é utilizada pelo corpo para auxiliar no metabolismo de energia e no crescimento e formação de tecido. Na maioria das vezes isso não é um problema visto que se pode encontrá-la em ovos e carne. No entanto, isso apresenta um problema para os veganos. Por outro lado, podemos também encontrar fontes de B2 nas amêndoas, cogumelos, sementes de gergelim e espinafre. Eu gosto do meu espinafre cru. Mas isso apresenta um problema com possibilidades de E. Coli e outras bactérias, especialmente se são cultivados organicamente. Portanto, certifique-se de limpá-los completamente. Para isso, uma coisa que você pode fazer é usar água limpa, filtrada e fervida talvez, e adicionar 4 colheres de sopa de sal. Mergulhe os vegetais nesta mistura e depois lave-os. Você pode fazer isso com outras frutas e legumes também.

Niacina

A niacina é outro elemento importante na vida saudável. Ela também é um fator importante no crescimento natural. Ele entra em jogo para a sua pele, cabelo, olhos e fígado e, o mais importante de tudo, o seu sistema nervoso. É também uma das vitaminas que ajudam no metabolismo. Para obter um fornecimento estável disso, mantenha contante as frutas em sua dieta e inclua batatas e legumes. Minha fonte favorita desta são abacates, mas você também pode obtê-la em cogumelos portobello e cogumelos shiitake também.

Magnésio

O magnésio também é comumente visto como um problema para os veganos. Presume-se erroneamente que apenas as carnes têm o magnésio necessário para complementar necessidades alimentares diárias. O magnésio é um importante mineral no metabolismo energético e desenvolvimento ósseo. Também é necessário ao bom desenvolvimento do tecido e reparação de danos. Uma boa maneira de lembrar o que tem magnésio é associá-lo com fibra. Quase tudo o que tem fibra, lhe dará magnésio. As mulheres estão em maior risco do que os homens na deficiência de magnésio.

Zinco

O zinco é o principal responsável pela função de células e é também um fator importante para a eficiência e o funcionamento do sistema imunitário. Para o bom funcionamento da divisão celular, a reparação de feridas e também o metabolismo dos carboidratos. Não é tão raro como dizem por aí. Há uma abundância de zinco em amêndoas e vegetais folhosos. O problema que a maioria alega é a absorção e biodisponibilidade do zinco a partir de fontes vegetais. Uma forma de aumentar a biodisponibilidade de zinco a partir de amêndoas é descascá-las e demolhá-las durante algumas horas. Os inibidores da enzima são normalmente encontrados na pele e ao descascá-las aumenta a disponibilidade de zinco.

Capítulo 5: Cores da Fazenda

Vamos começar com os vermelhos que você vai encontrar em vegetais. No geral, qualquer coisa que você encontra que tem vermelho está cheio de vitamina C, como pimentas vermelhas. Um pimentão vermelho tem mais vitamina C do que uma laranja. Uma xícara de morangos tem mais do que os pimentões. E você pensou que as laranjas eram as melhores.

Verde, ironicamente, é a cor do ferro. Tudo o que você vê que é verde, pense nisso como tendo alto teor de ferro. Espinafre, é um desses. É bom e verde e cheio de ferro. Apenas certifique-se que você se livre das hastes como elas tendem a inibir a absorção de ferro. Ervilhas, que são verdes e couve também e o feijão-de-lima são todas ricas fontes de ferro. Contudo tente aumentar a sua ingestão de vitamina C, porque ferros vegetais são não-heme e sem vitamina C, podem ser difíceis de absorver.

Então, há azul e roxo. A maioria dos vegetais e frutas azuis são ricos em antioxidantes, especialmente antocianina.

Os antioxidantes ajudam com o envelhecimento do tecido e isso aumenta a saúde do coração e outros tecidos. Antioxidantes também contêm propriedades que combatem o câncer. Tem ocorrido testes em laboratório, prova verificável que as células pré-cancerosas foram reduzidas pela metade quando a matéria do teste foi exposta a antocianina roxa na berinjela.

Capítulo 6: Provando a Nutrição

Há mais sobre a comida que os olhos não conseguem enxergar. Há o sabor que você deve levar em conta. Há cinco categorias de sabor que você deve considerar em sua refeição diária, em proporções variáveis de acordo com o que seu corpo deseja.

A primeira na lista é doce. Doces são permitidos, contanto que eles não são carboidratos de alto índice glicêmico. Fique longe de açúcares processados ou os brancos e considere substituir o açúcar com xarope de bordo. Você pode até mesmo colocá-los em palitos de picolé e deixá-los no congelador para lanches de verão. Não se prive de doce, mas corte o açúcar completamente. Há uma diferença. Uma banana doce, ou pêssego, é nutritivo, o açúcar é prejudicial.

O oposto do doce é amargo. Você precisa ter isso em sua dieta também. Um dos melhores é o melão amargo. Em alguns países, eles são chamados de cabaço amargo, em alguns lugares, eles são chamados de abóbora amarga. Estes melões amargos são fantásticos na redução dos níveis de açúcar no sangue e equilíbrio das oscilações de açúcar no sangue de um diabético. O amargo revigora o corpo. Tente colocar um componente amargo em seu smoothie ou shake e contraste-o com o doce de morangos e você vai descobrir que há uma variedade de sabores que se abrem entre um e outro. Cafés escuros torrados também são outro grupo de amargos que funcionam bem em uma dieta vegana.

Em seguida, vem os sabores picantes que você deve incluir em sua dieta diária. Os picantes fazem duas coisas. É uma maneira de ativar endorfinas e as endorfinas te fazem sentir-se bem. Mantenha a queimadura a um nível aceitável e você vai descobrir que não só você começa a se sentir bem mais tarde, seu metabolismo aumenta bem como o seu sistema imunológico, que é a segunda coisa. Você vai descobrir que você pode manter um peso corporal menor, aumentando a quantidade de pimenta em sua dieta.

Depois, há os sabores adstringentes que você pode encontrar em vinagres. A acidez e adstringência andam de mãos dadas, mas nem sempre. Acidez às vezes reflete a vitamina C, mas nem sempre, no entanto adstringência ajuda a regular a retenção de água do corpo. Ela ajuda a equilibrar os fluidos intersticiais e ajuda com uma perda de peso mais elevada.

A salinidade é um pouco controversa. Mas, novamente, como em tudo deve haver moderação. O sal é um desses. Não negligencie artificialmente o sal. Mas use o tipo saudável. Não compre sal iodado ou os que são feitos no laboratório. O sal marinho natural e o sal de rocha himalaico são suas melhores opções para manter salinidade na sua alimentação. Salpicar sal marinho em sua salada ativa alguns dos sabores e da nutrição. Mas fique longe de nitratos que são usados para curar. Na maioria das vezes eles são quimicamente destrutivos para o seu corpo.

Capítulo 7: Perda de peso e dietas

A maioria das pessoas não compreendem totalmente o conceito de ganho de peso, perda de peso e uma vida saudável. Não é culpa deles, realmente. Eles, como acontece com todos nós, na verdade, tendem a moldar o nosso pensamento em torno do marketing especialista. Dizem-nos que isso é ruim e isso é bom e isso é necessário e que não é, e assim por diante. É o mesmo na indústria da moda, assim como é na indústria de alimentos.

Há alimentos processados de toda espécie e fornecem má nutrição e aditivos prejudiciais em muitos dos alimentos comprados em lojas. Não só estes alimentos nos prejudicam, eles colocam os nossos filhos em uma trajetória quase irreversível de má nutrição. É a má qualidade dos alimentos, resultante da adoção de fast food, que resultou em mais de 1 em cada 3 americanos ser obeso – não apenas com excesso de peso, mas obesos. De acordo com o CDC nós gastamos mais de US$ 100 bilhões por ano com doenças relacionadas com a obesidade. Se pensarmos que não há custo monetário para maus hábitos alimentares, tomara que mudemos de ideia logo. Doenças cardíacas, derrame, diabetes tipo 2 são apenas algumas das complicações que são colocados em nosso caminho quando escolhemos andar na estrada doentia de hábitos alimentares insensíveis.

Ser vegano é ser saudável. Chegamos a este ponto da nossa vida em que questionamos os nossos hábitos alimentares e percebemos que algo estava extremamente carente e errado. Nossos instintos, a nossa consciência e nosso raciocínio chegaram à conclusão de que ser vegano é certo para nós e agora estamos em uma busca para uma vida mais saudável. Parabéns. É o primeiro passo de iluminação. Quando você observa todos os filósofos e profetas do passado, uma coisa que todos eles têm em comum é que quando eles começam sua jornada de iluminação, todos eles começam com a limpeza do que colocam neles. Você aparentemente chegou lá também.

Para isso, deixe-me acrescentar um pouco da minha experiência. A perda de peso tem a ver com se sentir bem consigo mesmo. Trata-se de subir a um plano superior e tomar o controle de seu universo ao seu redor. Seu corpo vai sempre lhe dizer o que ele precisa, se você está pronto para ouvi-lo. Não há problema em comer algo doce quando seu corpo pede por ele, da mesma forma que está tudo bem para você ingerir algo amargo quando você precisar dele. Equilibrar a sua ingestão e ter prazer nas sutilezas da refeição em vez dos gostos exagerados exigidos pelos sentidos.

Quando você começa esta dieta, será surpreendentemente fácil e você vai sentir a clareza mental como você nunca sentiu antes. Há um plano de refeição fácil de seguir para você começar e eu o coloquei no último capítulo.

Quando se trata de perda de peso, o melhor é mudar a maneira de ver as coisas.

Perda de peso

O ganho de peso é uma função de armazenamento de energia. A gordura é como o corpo armazena energia. Pense nisso desta maneira, no nível mais básico, que toda energia que não é usada, fica armazenada. Tudo o que fazemos requer energia. Mesmo que você se sente e leia este livro, requer energia para fazê-lo. Mesmo quando você dorme, é preciso energia para respirar.

Energia e calorias

Quando você come, você ingere energia, e quando você trabalha você usa energia. Ok, então isso está claro agora. A energia é medida em calorias. Em média, esta é a quantidade de calorias que você consome, dependendo se você é sedentário a maior parte do tempo, ou você está ativo. Idade, sexo e estilo de vida determinam o nível de calorias que você queima em um dia.

	Sedentário		**Ativo**	
Idade	**Mulher**	**Homem**	**Mulher**	**Homem**

4-8	1.200	1.400	~1.600	~1.800
9-13	1.600	1.800	~2.000	~2.400
14-18	1.800	2.200	2.400	~3.000
19-30	2.000	2.400	2.400	3.000
31-50	1.800	2.200	2.200	2.800-3.000
51+	1.600	2.000	2.000-2.200	2.400-2.800

Com base neste consumo calórico médio, é fácil determinar uma certeza matemática. Se nós consumimos mais do que isso, nós armazenamos o excesso. Se consumir menos, sentimos fome e nosso corpo chama a energia que é armazenada nas células de gordura para compensar o deficit. Essa é a parte fácil. Mas não chegamos totalmente lá ainda.

Além de calorias que o alimento nos dá, nós também obtemos nutrientes. Por que precisamos de nutrientes? Pense nisso desta maneira. Quando você tem um carro, o combustível que você bombeia para o tanque só faz o motor girar. Isso é suficiente para manter o funcionamento do carro? Não. Você precisa de óleo do motor, óleo de freio, fluido de transmissão e tantas outras coisas apenas para que outras partes do carro possam trabalhar em harmonia. Combustível, como calorias, é apenas uma faceta da imagem toda.

Nutrientes como vitaminas e minerais são necessários para facilitar mecanismos complexos do corpo. Quer se trate de regeneração, manutenção, ou o que for preciso para manter o corpo funcionando, é realizado pela assimilação de nutrientes. Tome vitamina C, por exemplo. Eu mencionei mais cedo. A vitamina C aumenta a capacidade de suas células brancas do sangue de afastar células invasoras. Se você só comeu, mas não consumiu vitamina C, você terá energia para sobreviver, mas você ficará doente o tempo todo e isso seria uma péssima maneira de viver.

Portanto, comer não é apenas uma questão de calorias e energia, é também uma oportunidade para estocar nutrientes. Mas quais nutrientes devemos tomar? Esta é a bela parte do cenário. Seu corpo diz-lhe quando ele precisa de nutrientes. Você já ouviu isso antes também. Você simplesmente não sabia. Quando você começa um desejo ardente de algo, é o jeito do seu corpo de lhe dizer que há algo ali que ele precisa. Lembre-se, seu corpo não fala inglês ou japonês ou coreano, fala em impulsos elétricos e químicos. Então, o que você vai sentir são sentimentos. "Eu sinto vontade de morangos" ou "Eu sinto vontade de algo picante" ou "Eu estou a fim de comida chinesa" tudo isso são formas que seu corpo comunica as necessidades que ele tem. Sentir vontade de morangos poderia ser a necessidade de vitamina C. Percebe como isso funciona? Então, gosto, cor e vistas são tudo parte de como seu corpo comunicará suas necessidades.

Assim, como é que você sente fome logo depois de fazer a sua refeição? O seu corpo está funcionando mal? Improvável. Quando você fica com fome logo após uma refeição, uma das razões é porque você não deu ao corpo algo que necessita. Uma das razões por que as mulheres ganham peso no período de sua menstruação, é porque elas perdem muito sangue e o corpo precisa de ferro para reabastecê-lo, combinado às outras vitaminas como a vitamina B para ajudar na criação de células vermelhas e brancas do sangue. Se você sente fome, em seguida, faz uma refeição e nada naquela refeição contém ferro, seu corpo vai voltar em alguns minutos e dizer-lhe que você está com fome novamente. Assim, quando as mulheres que precisam de ferro não entendem, elas continuam comendo sem saber por que elas sentem tanta fome o tempo todo.

Já passou por isso antes?
Enquanto tudo isso está acontecendo, e você continua a sentir fome e carregar seu corpo, as calorias estão aumentando e você descobre que isso começa a ficar armazenado – você ganha peso. Por quê? Bem, porque você não deu ao corpo o que ele queria, em primeiro lugar.

O que tudo isso tem a ver com ser vegano? Se durante os últimos 20 anos você comera bife, seu corpo obtém o ferro da carne. A próxima vez que ele precisar de carne, ele vai dizer-lhe para comer um bife. Você vai ter um forte desejo por alguma carne. Mas já que você é um vegano recém-criado, você luta contra o desejo. Certo? Você vai ter mais problemas.

Então, como você conserta isso?
Você precisa treinar novamente seu corpo e fazer um monte de pensamento até que seu corpo comece a entender de onde ele recebe seus nutrientes. Voltar-se ao veganismo é uma grande coisa, mas você terá que fazê-lo direito, de modo que você vá longe e colha os benefícios. Quando você tem um apetite por algo que não é aceitável, procure na internet por quais nutrientes estão nisso e descubra o que seu corpo pode estar procurando. Em pouco tempo, se você pensar diferente e se você precisa de ferro, em vez de carne, seu corpo vai pedir espinafre.

Conclusão

Obrigado novamente por baixar este livro! Espero que este livro tenha sido capaz de ajudá-lo a entender os benefícios surpreendentes da mudança para uma dieta vegana, bem como lhe fornecer planos de refeição veganas fáceis de seguir.

O próximo passo é agir e começar a aplicar o que aprendeu neste livro.

Obrigado e boa sorte!

Parte 2

Introdução

Este livro de receitas de café da manhã veganas contém uma enorme variedade de receitas de café da manhã veganas que são 100% veganas!

Sevocê é um vegan lutando para encontrar algumas receitas de café da manhã decentes e de bom gosto, então você vai adorar este livro de receitas.Estas receitas foramescolhidas a dedo da minha coleção, e foram selecionadas não apenas porque são veganas, mas porque são receitas fáceis que umapessoa pode fazer.Como a maioria das receitas veganas, essas receitas de café da manhã também são muito saudáveis e nutritivas.

Esperamos que você aproveite este livro de receitas de café da manhã vegano!

Muffins de cenoura de maçã

Ingredientes

1 xícara de açúcar mascavo

1/2 xícara de açúcar branco

2 1/2 xícaras de farinha de trigo

4 colheres de chá de bicarbonato de sódio

1 colher de chá de fermento em pó

4 colheres de chá de canela em pó

2 colheres de chá de sal

2 xícaras de cenoura ralada

2 maçãs grandes - descascadas, cortadas e desfiadas

6 colheres de chá de substituto de ovo (seco)

1 1/4 de chávena de maçã

1/4 xícara de óleo vegetal

instruções
Preaqueça o forno a 375 graus F (190 graus C). Engraxe os copos de muffin ou forre com forros de muffin de papel.

Em uma tigela grande, misture o açúcar mascavo, o açúcar branco, a farinha, o bicarbonato, o fermento, a canela e o sal. Misture acenoura e a maçã; misture bem.

Em uma tigela pequena misture o substituto do ovo, maçã e óleo.Misture os ingredientes secos.

Coloque a massa em panelas preparadas.

Asse no forno pré-aquecido por 20 minutos. Deixe os muffins esfriarem na panela por 5 minutos antes deretirar das panelas para esfriar completamente.

Panquecas De Abóbora

Ingredientes
2 1/2 xícaras de farinha de trigo integral
2 1/2 xícaras de água
1/2 xícara de leite de soja
2 colheres de sopa de fermento
1 colher de chá de sal
1/2 xícara de purê de abóbora cozida
1/2 colher de chá de canela
1/4 colher de chá de noz-moscada
1/4 colher de chá de pimenta da Jamaica
1 colher de chá de extrato de baunilha
1/2 colher de chá de bicarbonato de sódio
1 colher de chá de vinagre de maçã

instruções

Combine o leite de soja com o vinagre em uma tigela separada. Aguarde 5 minutos para que ele se coagule.

Misture a abóbora, especiarias, água e leite de soja na tigela.

Adicione os ingredientes restantes e mexa até ficar úmido e pare de mexer.

Deixe descansar 5 minutos para levantar e mexer levemente novamente. Deixe descansar mais 5 minutos. Despeje em uma frigideira.

Cozinhe as panquecas no fogão e sirva.

Farinha de Aveia

Ingredientes
3/4 xícara de água

1/4 xícara de aveia de corte de aço

1 colher de sopa de manteiga de amendoim natural

1 colher de sopa de xarope de bordo

1/2 colher de chá de açúcar mascavo

instruções
Leve a água para ferver em uma panela, mexa aço cortado aveia em água e reduza o fogo para médio-baixo.

Cubra e cozinhe até a aveia ficar macia por 5 a 7 minutos, mexendo ocasionalmente. Retire do fogo e deixe descansar por 1 minuto.

Misture a manteiga de amendoim, o xarope de bordo e o açúcar mascavo na aveia.

Panquecas De Maçã

Ingredientes
2 xícaras de farinha de trigo integral
2 maçãs descascadas e sem caroço
1 1/2 xícaras de leite de amêndoa
½ xícara de óleo de coco derretido
1/4 xícara de água
2 colheres de sopa de fermento em pó
2 colheres de sopa de açúcar de cana, ou a gosto
1 colher de chá de noz moscada
1/2 colher de chá de canela em pó

instruções
Misture a farinha, as maçãs, o leite de amêndoa, o óleo de coco, a água, o fermento, a cana-de-açúcar, a noz-moscada e a canela no liquidificador até ficar homogêneo.

Aqueça uma chapa antiaderente em fogo médio-alto. Largue a massa com as colheradas na grelha e cozinhe até formar bolhas e as extremidades ficaremsecas durante 3 a 4 minutos.

Vire e cozinhe até dourar do outro lado, 2 a 3 minutos. Repita com a massa restante.

Rabanada vegana

Ingredientes
1 xícara de leite de soja

2 colheres de sopa de farinha de trigo

1 colher de sopa de levedura nutricional

1 colher de chá de açúcar bruto

1 colher de chá de extrato de baunilha

1/3 colher de chá de canela em pó

4 fatias de pão vegan

instruções
Bata leite de soja, farinha, fermento nutricional, açúcar, extrato de baunilha e canela juntos em uma tigela; transferir para uma placa orlada ou prato raso. Mergulhe ambos os lados de cada fatia de pão na mistura de leite de soja.

Aqueça uma frigideira levemente untada em fogo médio-baixo.

Cozinhe cada fatia de pão até dourar, 3 a 4 minutos de cada lado.

Café da manhã vegano simples {2} {/2}

Ingredientes
2 xícaras de batatas congeladas
1 xícara de cebola picada
1 xícara de pimentão picado
1 xícara de brócolis picado
31 g tofu firme, desintegrado
2 colheres de sopa de levedura nutricional
1/2 pacote de salsichas veganas de 14 onças, dividido em 4 hambúrgueres

instruções

Aqueça uma frigideira grande antiaderente para médio-alto.

Pulverize 1/2 da frigideira generosamente com spray de cozinha e adicione os hash browns.

Divida a salsicha em rissóis e adicione.

Quando as batatas começarem a dourar, junte a cebola e continue cozinhando de 5 a 7 minutos. Vire os hambúrgueres de salsicha.

Adicione o pimentão e brócolis, mexa para garantir a cozedura uniforme.

Economize espaço no lado oposto da frigideira para o tofu. Enquanto os vegetaiscozinham, desmoronam o tofu.

Pulverize a extremidade oposta da frigideira com spray de cozinha e adicione o tofu.

Polvilhe o tofu com a levedura nutricional.

Misture o tofu e o fermento juntos para cozinhar qualquer excesso de líquido.

Coloque 1/4 da mistura vegetal de batata em cada prato, em seguida, cubra com o tofu.

Tempere como desejado.

Quadrados de flocos de aveia para o café da manhã

Ingredientes
3 xícara de aveia
1 xícara de leite de amêndoa sem açúcar
1/2 xícara de caldo de agave
1/2 xícara de maçã
2 purê de banana madura
2 colheres de chá de fermento
1 colher de chá de sal
1 colher de chá de baunilha
1 colher de chá de canela

instruções
Misture todos os ingredientes em uma tigela. Despeje a assadeira untada. Asse a 350 por 25 minutos.

Panquecas veganas práticas

Ingredientes
4 xícaras de farinha com levedura

1 colher de sopa de açúcar branco

1 colher de sopa de creme em pó

2 xícaras de leite de soja

instruções
Em uma tigela grande, misture a farinha, o açúcar e o creme em pó. Misture o leite de soja com um batedor para que não haja grumos.

Aqueça uma chapa em fogo médio e cubra com spray de cozinha antiaderente.Coloque a massa sobre a superfície e cozinhe até que as bolhas se formem na superfície.

Virar com uma espátula e cozinhar do outro lado até dourar.

Picadinho picante vegano de café da manhã

Ingredientes
1 xícara de batatas fritas congeladas
1/4 de cebola em fatias finas
1 xícara de cogumelos
3 xícaras de espinafre
1 pimenta pequena ou meia pimenta
1 1/2 colher de sopa de levedura nutricional
Sal e pimenta a gosto

instruções
Em uma panela antiaderente pequena, dourar as batatas fritas.

Em uma panela separada, refogue as cebolas em spray de óleo até transformá-las.Adicione a pimenta fatiada e os cogumelos fatiados erefogue até que os cogumelos estejam macios.

Polvilhe com levedura nutricional, adicione o espinafre e um pouco de água, tampe e cozinhe até que o espinafre esteja cozido. Mexa bem para incorporar a levedura nutricional

Adicione sal e pimenta a gosto.

Muffins de mirtilo com banana

Ingredientes
2 bananas muito maduras, purê
1/2 xícara de açúcar branco
1/2 colher de chá de fermento em pó
1/2 colher de chá de sal
3/4 xícara de farinha de trigo
1/2 xícara de farinha de trigo integral
1 1/2 colher de chá de substituto de ovo (seco)
2 colheres de sopa de água
1/2 xícara de mirtilos

instruções
Preaqueça o forno a 350 graus F (175 graus C). Engraxe os copos de muffin ou forre com forros de muffin de papel.

Em uma tigela grande, misture as bananas amassadas, o açúcar, o fermento, o sal e as farinhas; misture até ficarhomogêneo.Em uma tigela ou xícara pequena, misture o substituto de ovo e a água; mexa na mistura de banana. Dobre em mirtilos.

Colher massa uniformemente, cerca de 1/4 xícara cada, em copos de muffin.

Asse no forno pré-aquecido por 20 a 25 minutos, ou até dourar.

Panquecas de Mirtilo

Ingredientes
1 xícara de leite de soja
1/2 xícara de água
1 xícara de farinha de trigo integral
1/2 xícara de farinha de milho moída
1 colher de chá de fermento em pó
1/2 colher de chá de bicarbonato de sódio
1/4 colher de chá de sal
1 xícara de mirtilos frescos
2 colheres de sopa de óleo vegetal

instruções
Preaqueça o forno a 200F(93°C).

Em uma tigela pequena, misture o leite de soja e a água.

Em uma tigela grande, misture a farinha, farinha de milho, fermento em pó, bicarbonato de sódio e sal. Acrescente a mistura de leite de soja apenas até combinado. Dobre os mirtilos e deixe a massa descansar por 5 minutos.

Levemente óleo uma frigideira ou chapa e aqueça em média eleem.Despeje cerca de 1/4 xícara de massa sobre a chapa quente e cozinhe até que as panquecas estejam borbulhantes no topo e as bordas estejam ligeiramente secas. Vire e cozinhe até que as panquecas estejam douradas. Transfira para uma assadeira e mantenha quente no forno enquanto cozinha o restante.

Muffins de Milho Vegan

Ingredientes
1/2 xícara de fubá
1/2 xícara de farinha de trigo integral
1/2 colher de chá de bicarbonato de sódio
1/2 colher de chá de sal
1/2 xícara de maçã
1/2 xícara de leite de soja
1/4 xícara de néctar de agave
2 colheres de sopa de óleo de canola

instruções
Preaqueça o forno a 325 graus F (165 graus C). Unte levemente uma panela de muffins.

Combine o fubá, a farinha, o bicarbonato e o sal em uma tigela grande; misture a maçã, o leite de soja e o néctar de agave. Lentamente adicione o óleo enquanto mexendo. Despeje a mistura napanela do muffin.

Asse no forno pré-aquecido até que um palito ou uma pequena faca inserida na coroa de um bolinho saia limpo, 15 a 20 minutos.

Pão de Abóbora

Ingredientes

2 colheres de sopa de farinha de semente de linho

6 colheres de sopa de água

1 1/2 xícaras de açúcar

1 xícara de purê de abóbora enlatada

1/2 xícara de maçã

1 1/3 xícaras de farinha de trigo

1/3 xícara de farinha de trigo integral

1 colher de chá de bicarbonato de sódio

1 colher de chá de canela em pó

3/4 colher de chá de sal

1/2 colher de chá de fermento em pó

1/2 colher de chá de noz moscada

1/4 colher de chá de cravo moído

instruções

Preaqueça o forno a 350 graus F (175 graus C). Unte levemente uma panela de pão de 9x5 polegadas.

Misture a farinha de semente de linho e água.Misture o molho de açúcar, abóbora e maçã.

Em uma tigela grande, misturetoda a farinha, farinha de trigo integral, bicarbonato de sódio, canela, sal, fermento em pó, noz-moscada e cravo.Adicione a mistura de farinha à mistura de abóbora; mexa até ficar homogêneo. Despeje a massa na forma preparada.

Asse no forno pré-aquecido por 65 a 70 minutos, até que um palito inserido no centro do pão saia limpo.

Waffles veganos

Ingredientes
1 xícara de farinha de trigo integral
1 xícara de farinha branca não branqueada
1/2 colher de chá de canela
1 1/2 colher de chá de fermento em pó
2 colheres de açúcar granulado
2 xícaras de amêndoa ou leite de soja
1/3 xícara de molho de maçã sem açúcar

instruções
Misture todos os ingredientes secos em uma tigela. Junte o leite de amêndoa e o molho de maçã em uma tigela e despeje no ingrediente seco, mexendo delicadamente até misturar.

Consistência deve ser uma massa derramante; se for muito grosso, adicione um pouco mais de leite.

Cozinhe usando um ferro de waffle.

Panquecas de batata veganas

Ingredientes
10 batatas russet, descascadas e desfiadas
1 cenoura descascada e triturada
1 cebola finamente picada
5 dentes de alho esmagados
1 colher de sopa de salsinha picada
1 colher de sopa de endro fresco picado
2 colheres de sopa de suco de limão fresco
1/4 xícara de azeite
2 colheres de sopa de farinha de trigo
2 xícaras de migalhas de pão vegan secas
Sal e pimenta a gosto
azeite para fritar, conforme necessário

instruções
Misture batatas, cenoura, cebola, alho, salsa e endro em uma tigela grande. Junte o suco de limão, 1/4 xícara de azeite, farinha, pão ralado, sal e pimenta. Amasse até a mistura ficar unida.

Aqueça o restante 1/4 xícara de azeite em uma frigideira em fogo médio. Trabalhando em lotes, derrube colheres de mistura de batata em óleo quente.

Cozinhe aproximadamente 4 minutos por lado ou até dourar. Servir quente.

Crepes Veganos

Ingredientes
1/2 xícara de leite de soja
1/4 xícara de margarina de soja derretida
1/2 xícara de água
1 colher de sopa de açúcar mascavo
2 colheres de sopa de xarope de bordo
1 xícara de farinha de trigo crua
1/4 colher de chá de sal

instruções
Em uma tigela grande, misture o leite de soja, água, 1/4 xícara de margarina, açúcar, xarope, farinha e sal. Cubra e refrigere a mistura por 2 horas.

Unte levemente uma frigideira de 5 a 6 polegadas com um pouco de margarina de soja. Aqueça a frigideira até ficar bem quente.

Despeje cerca de 3 colheres de sopa de massa na frigideira. Agite para fazer a massa cobrir o fundo da frigideira.

Cozinhe até dourar, vire e cozinhe no lado oposto.

Mingau de Aveia com Banana

Ingredientes
1 3/4 xícaras de água
1/4 colher de chá de sal rosa do Himalaia
1 xícara de aveia em flocos
3 grandes bananas maduras, amassadas
3 colheres de sopa de manteiga de semente de girassol
2 colheres de sopa de néctar de agave

instruções
Levar água e sal para ferver em uma panela; adicione aveia e deixe ferver até atingir a consistência desejada, cerca de 5 minutos.

Retire a panela do fogo e junte as bananas, a manteiga de semente de girassol e o néctar de agave.

Cuscuz de café da manhã

Ingredientes
3/4 de xícara de leite de soja de baunilha
1/4 xícara de suco de laranja
1 xícara de cuscuz seco
1/2 banana, amassada ou fatiada
1 colher de chá de canela

instruções
Em uma panela pequena em fogo alto, leve o leite e o suco para ferver.

Reduza o fogo e junte o cuscuz, a banana e a canela. Cubra com a tampa e cozinhe por 2-3 minutos.

Desligue o fogo e deixe descansar por mais 2 minutos.

Sirva imediatamente. Faz duas porções.

Muffins de banana e abobrinha

Ingredientes
2 1/3 xícaras de abobrinha ralada
1 1/2 banana madura, purê
1 xícara de molho de maçã
1 xícara de açúcar mascavo
1/4 xícara de óleo vegetal
1 colher de sopa de suco de limão
1 1/2 colher de chá de extrato de baunilha
3 xícaras de farinha de trigo
1 colher de sopa de bicarbonato de sódio
1 colher de sopa de canela em pó
2 colheres de chá de noz moscada
1 colher de chá de fermento em pó
1 colher de chá de sal
1/4 colher de chá de cravo moído
1 colher de sopa de açúcar branco
1 colher de chá de canela em pó

instruções

Preaqueça o forno a 350 graus F (175 graus C). Unte 24 copos de muffin com forro de papel.

Combine abobrinha, banana, maçã, açúcar mascavo, óleo, suco de limão e extrato de baunilha juntos em uma tigela grande. Bata a farinha, o bicarbonato de sódio, 1 colher de sopa de canela, noz-moscada, fermento em pó, sal e cravo em uma tigela separada.

Adicione lentamente amistura de farinha à mistura de abobrinha, mexendo continuamente até que a massa esteja apenas combinada.Coloque a massa em xícaras de muffin preparadas por cerca de 3/4.

Misture o açúcar branco e 1 colher de chá de canela juntos em uma tigela pequena; Polvilhe sobre a massa.

Asse no forno pré-aquecido até que um palito inserido no centro de um muffin saia limpo, cerca de 30 minutos.

Muffins de Maçã

Ingredientes
1 1/4 xícaras de farelo de flocos de cereais
1 1/4 xícaras de farinha de trigo
1/3 xícara de açúcar mascavo
1 colher de chá de canela em pó
1 colher de sopa de fermento em pó
1 1/4 de xícara de suco de maçã
1/4 xícara de margarina derretida
1 colher de chá de extrato de baunilha
1 maçã descascada, cortada e picada

instruções
Pré-aqueça o forno a 375 F. Unte as formas de muffins.

Em uma tigela, misture flocos de farelo,farinha, açúcar mascavo, canela e fermento em pó.Adicione o suco de maçã, margarina, baunilha e maçã. Colher a mistura nas latas de muffin untadas.

Asse a 375 F(190°C) por 25 a 30 minutos.

Panquecas de chocolate e abobrinha

Ingredientes
2 colheres de sopa de água
1 colher de sopa de sementes de linho
½ xícara de leite de amêndoa sem açúcar
1 banana muito madura, amassada
1/4 xícara de abobrinha ralada
1/4 colher de chá de extrato de baunilha
1/2 xícara de farinha de trigo
1 colher de sopa de cacau em pó sem açúcar
1 1/2 colheres de chá de adoçante
1/2 colher de chá de fermento em pó
1/4 colher de chá de bicarbonato de sódio
1/4 colher de chá de canela em pó
1 pitada de sal marinho
spray para cozinhar

instruções

Combine a água e as sementes de linho em uma tigela pequena. Refrigerar até a mistura engrossar e tem umaconsistência de ovo, 15 a 30 minutos.Adicione o leite de amêndoa, a banana, a abobrinha e o extrato de baunilha.

Misture farinha, cacau em pó,mistura de açúcar mascavo, fermento em pó, bicarbonato de sódio, canela e sal marinho juntos em uma tigela.Despeje a mistura de linho; mexa até que a massaesteja apenas combinada.

Aqueça uma chapa grande em fogo médio e pulverize com spray de cozinha. Deixe cair 1/3 de xícara de massa sobre a chapa e cozinhe até formar bolhas e fundo são marrom dourado, cerca de 5 minutos.

Vire e cozinhe até dourar do outro lado, 4a 6 minutos.Transferir para um rack de cozimento para esfriar. Repita com a massa restante.

Farinha de aveia de damasco e coco

Ingredientes
1 xícara de água

½ xícara de aveia em flocos à moda antiga

½ colher de chá de canela em pó

6 damascos secos picados

1 colher de sopa de coco ralado sem açúcar

instruções
Combine água, aveia e canela em uma panela pequena. Deixe ferver em fogo alto. Reduza o fogo para ferver e cozinhe, mexendo ocasionalmente, até ficar cremoso, cerca de 5 minutos.

Sirva coberto com damasco e coco.

Café da Manhã Granola

Ingredientes
spray para cozinhar
3 xícaras de aveia em flocos
2/3 xícara de germe de trigo
1/2 xícara de amêndoas
1 noz moscada moída
1 1/2 colher de chá de canela em pó
1/2 xícara de suco de maçã
½ xícara de melaço
1 colher de chá de extrato de baunilha
1 xícara de frutas secas
1 xícara de damascos secos aquartelados

instruções
Preaqueça o forno a 350F(176°C). Prepare duas folhas de bolinho com spray de cozinha.

Em uma tigela grande, misture a aveia, germe de trigo, amêndoas, canela e noz-moscada. Em uma tigela separada, misture o suco de maçã, o melaço e o extrato.Despeje os ingredientes molhados nos ingredientes secos, mexendo para cobrir. Espalhe a mistura em assadeiras.

Asse por 30 minutos em forno pré-aquecido, mexendo a mistura a cada 10 a 15 minutos, ou até que a granola tenha uma cor marrom dourada. Deixeesfriar.Mexa em frutas secas. Guarde em um recipiente hermético.

Muffins de noz de abobrinha

Ingredientes
1/4 xícara de sementes de chia
1 xícara de água
1 xícara de farinha de caju
Semente de linho à terra de 1/4 de copo
2 colheres de sopa de farinha de coco
2 colheres de sopa de amido de tapioca
1 colher de sopa de canela em pó
1 colher de chá de bicarbonato de sódio
1/2 colher de chá de sal
1 xícara de datas picadas
1 xícara de nozes picadas
1 xícara de abobrinha ralada
1/3 xícara de molho de maçã
2 colheres de sopa de óleo de coco derretido
1 stevia líquido de onça fluida, ou a gosto

instruções

Pré-aqueça o forno a 375 F(190°C). Revista 12 copos de muffin com forros de papel.

Mergulhe as sementes de chia na água em uma tigela até engrossar e colar, de 5 a 10 minutos.

Misture a farinha de caju, a semente de linho, a farinha de coco, o amido de tapioca, a canela, o bicarbonato e o sal em uma tigela.

Misture a mistura de sementes de chia, tâmaras, nozes, abobrinha, compota de maçã, óleo de coco e estéviajuntos em uma tigela separada; misture na mistura seca até que a massa esteja apenas combinada.Colher massa nas xícaras de muffin.

Asse noforno pré-aquecidoaté que um palito inserido no meio de um muffin saia limpo, 30 a 35 minutos.Muffins frescos na forma de muffin em uma gradinha antes de remover, cerca de 10 minutos; esfriar mais 5 minutos antes de servir.

Bolinhos de café da manhã com passas e canela

Ingredientes
1 1/3 xícaras de xícara de aveia
4 colheres de sopa de passas
4 colheres de sopa de farinha
1 1/3 xícaras de leite de soja em pó
1 xícara de molho de maçã sem açúcar (sem adição de açúcar)
1 colher de chá de canela
1 colher de chá de fermento em pó
4 colheres de sopa de adoçante artificial sem calorias

instruções
Pré-aqueça o forno a 350 graus. Pulverize uma assadeira grande com spray de cozinha.

Misture todos os ingredientes e coloque na folha. Asse por 15-20 minutos.

Caçarola de café da manhã de tofu

Ingredientes
1 bloco de tofu extra firme (drenado e pressionado)
1 cebola pequena picada
1/2 xícara de pimentão vermelho picado
2-3 grandes cogumelos fatiados
1 dente de alho picado
2 colheres de sopa de levedura nutricional
1,5 colher de chá de tumeric
1/2 xícara de queijo não desnatado vegano
1 xícara de batatas fritas
1 traço sal
1 colher de chá de pimenta preta
1,5 colheres de sopa de azeite extra-virgem

instruções
Preaqueça o forno a 350F(176°C).

Em uma tigela grande desmoronar tofu com a aparência de ovos mexidos. Adicione o alho em pó,o fermento, levedura nutricional - misture e reserve.

Em uma panela, adicione oóleo ao vivo e cozinhe as cebolas, o alho, os cogumelos e as pimentas até ficarem macias, mas não muito macias. Polvilhe com pimenta preta e pitada de sal.Retire da panela e adicione ao tofu crumbles.

Junte os pedaços de queijo vegano.

Em um prato de caçarola, coloque os habrownsuniformemente.Cubra com a mistura tofu scramble.

Asse a 350F(176°C) por aprox. 30 minutos. Retire do forno e sirva.

Muffins de banana

Ingredientes
3 xícaras de farinha de trigo
1 xícara de açúcar branco
1/2 xícara de açúcar mascavo
2 colheres de chá de canela em pó
2 colheres de chá de fermento em pó
1 colher de chá de bicarbonato de sódio
1 colher de chá de noz moscada
1 colher de chá de sal
2 xícaras de purê de banana madura
1 xícara de óleo de canola
1 xícara de leite de coco

instruções
Preaqueça o forno a 350 graus F (175 graus C). Unte 12 muffins ou forre comforros de papel.

Misture a farinha, açúcar branco, açúcar mascavo, canela, fermento em pó, bicarbonato de sódio, noz-moscada e sal juntos em uma tigela grande. Mexa as bananas, o óleo de canola e o leite de coco juntos em uma tigela separada; misture a mistura de banana na mistura de farinha até que estejacombinada.Encha os copos de muffin com massa.

Asse no forno pré-aquecido até que um palito inserido no centro de um bolinho saia limpo, 30 a 35 minutos.

Panquecas de canela veganas com trigo integral

Ingredientes
1/2 xícara de farinha de trigo integral
1/2 xícara de farinha de centeio
1 colher de sopa de farinha de soja
1 colher de sopa de açúcar branco
1 1/2 colheres de chá de fermento em pó
1/8 colher de chá de sal
1/8 colher de chá de canela em pó
1/2 colher de chá de extrato de baunilha
1/2 xícara de água
1/2 xícara de leite de soja
1/4 xícara de nozes picadas

instruções
Em uma tigela média, misture a farinha de trigo integral, a farinha de centeio, a farinha de soja, o açúcar, o fermento, o sal e a canela.

Faça um poço no centro e despeje a baunilha, água e leite de soja. Misture até que todos os ingredientes secos tenham sido absorvidos, em seguida,misture as nozes.

Aqueça uma frigideira grande ou grelhar ferro em fogo médio e cubra com spray de cozinha. Despeje cerca de 1/3 xícara de massa sobre a superfície quente e espalhe para 1/4 de polegada de espessura.

Cozinhe até que as bolhas apareçam na superfície, depois viree marrons do outro lado.Sirva quente.

Cuscuz de café da manhã picante

Ingredientes
3/4 de xícara de leite de soja de baunilha
1/4 xícara de suco de laranja
1 xícara de cuscuz seco
1/2 banana, amassada ou fatiada
1 colher de chá de canela

instruções
Em uma panela pequena em fogo alto, leve o "leite" e o suco a ferver. Reduza o fogo e junte o cuscuz, a banana e a canela. Cubra com a tampa e cozinhe por 2-3 minutos.

Desligue o fogo e deixe descansar por mais 2 minutos. Sirva imediatamente.

www.ingramcontent.com/pod-product-compliance
Lightning Source LLC
Chambersburg PA
CBHW071857070526
44583CB00016B/1737